AF586421

RÉFORME

SCIENTIFIQUE ET PROFESSIONNELLE

DE LA

PHARMACIE

PARIS

PHARMACIE CENTRALE DES SPÉCIALITÉS

24, RUE DU REGARD, 24

(au carrefour de la rue de Rennes.)

RÉFORME

SCIENTIFIQUE ET PROFESSIONNELLE

DE LA PHARMACIE

Si la Médecine n'a fait aucun progrès, ainsi que le prétend la voix publique, il est pénible d'avouer que la Pharmacie, sa sœur cadette, n'a pas marché plus vite. Sauf quelques différences de formes, quelques changements de noms, l'officine moderne, nous parlons des meilleures, est restée à peu près la boutique bizarrement accoutrée de l'apothicaire d'autrefois. Refuge des traditions augustes et grotesques, temple du convenu et de l'acquis, la Pharmacie fait tache de nos jours et comme aspect physique et comme principe d'administration au milieu de ces modernes créations du commerce et de l'industrie. Quand tout se rajeunit, se pare des éléments merveilleux du luxe et du confort, seule, la boutique du pharmacien reste vieillotte et mal vêtue. Alors que toutes les industries cachent avec soin les mille détails incorrects, heurtés, qui constituent un fonds de magasin, elle, les exhibe naïvement, en fait montre et étalage. Cherchez bien dans Paris même et vous y verrez encore le serpent traditionnel au sein d'un alcool troublé, le fœtus aux yeux caves en son bocal poudreux; cela existe encore, cela se voit, cela se vend comme ornement chez les fournisseurs ordinaires de notre profession. La Pharmacie anglaise trop encombrée de bibelots, la Pharmacie homœopathique trop nue, sont les seules tentatives faites pour révolutionner cet attirail encombré, entassé — bocaux, vases, pots et poteries — qui constituent le sacramentel ornement d'une officine de Pharmacien.

Or, il faut le dire, cet attirail convenait à son temps : aux âges innocents de l'histoire, le peuple aimait à voir en ce pandémonium étrange l'oracle ou le sous-oracle de sa santé.

La Médecine a les pieds dans la sorcellerie, et si le médecin d'alors faisait bien en bonnet pointu et en robe constellée, on ne se représente pas son servant, l'apothicaire, sans cet auguste fouillis de débris et de vestiges, de bois et de cristaux, d'eaux aux reflets bizarres, de bêtes aux contours entortillés ; comprenez-vous Diafoirus sans Purgon ?

Mais le médecin a jeté aux orties la robe traînante et le bonnet ; pourquoi le pharmacien a-t-il gardé tous les bizarres attributs de son emploi? Pourquoi son officine où travaille l'homme de science tient-elle plus du bric-à-brac que du cabinet ?

Ce détail n'est pas tout, hélas! la direction commerciale de la Pharmacie n'a pas changé non plus : mêmes formes, mêmes tarifs, tout cela est resté tel qu'avant les fortes modifications modernes; le pharmacien placide et immuable est le *Bel au bois Dormant* du commerce. Tout a changé autour de lui depuis un siècle, formes, usages, habitudes; lui, il a dormi et se réveille pesant avec les mêmes poids (il ne l'avoue pas, mais cela est certain), mesurant avec les vieilles mesures, des préparations signées Hippocrate et Gallien; — Diascordium ou Thériaque.

Toutes les professions, jalouses de se surpasser, ont modifié les tarifs, abaissé les gains pour multiplier les affaires; lui, arrêté à cette borne qui a nom tradition, il est resté là, échoué pour ne pas marcher, préférant sa perte à un changement.

Il faut le dire à sa décharge, il est enserré par des règlements surannés, contre lesquels il proteste vainement, et qui, portant le cachet des âges d'ignorance et de barbarie, le lui ont imprimé tout vif sur le front. Ces règlements, les seuls persistants de toutes les entraves professionnelles, ont assez longtemps vécu et sont assez près de leur fin pour qu'il soit utile d'en donner un aperçu.

Ces règlements faits pour sauvegarder la santé publique seraient admirables s'ils n'arrivaient justement à un but opposé. Ils défendent au pharmacien, c'est-à-dire à l'homme de science rompu aux formules chimiques, à l'étude des éléments toxiques, de les délivrer sans la garantie du médecin, sous forme d'ordonnance. Rien n'est plus juste ou plutôt rien ne serait plus juste si cette loi ne laissait toute latitude à celui qui n'a pas cette garantie du diplôme, de vendre, débiter toutes les substances les plus malfaisantes.

M. le Pharmacien ayant étudié les qualités du phosphore, connaissant bien et ses applications et ses inconvénients, ne peut, sans forfaire, en délivrer un atôme; tandis que l'épicier, étranger à toutes ces connaissances, en délivrera au kilog. sous le nom de mort aux rats. Essayez, si vous croyez que je rie, allez demander à tous les deux ce même produit; l'un, l'homme de science et d'étude répondra : je ne le puis; l'autre, qui ne sait même souvent avec quoi sa pâte est faite, vous en donnera largement, et même (la chose coutant peu), vous fera bonne mesure. Demandez au pharmacien un gramme de nitrate d'argent, il doit le refuser; le photographe du coin en a chez lui à foison. Telle préparation mercurielle est condamnée de par la loi à être tenue à l'officine enfermée sous clé dans le lieu sacro-saint, tabernacle de l'alchimiste, intitulé armoire aux poisons, qui s'étale sans vergogne aux vitrines des marchands de produits chimiques et de matières colorantes. Ainsi la loi tient durement celui qui sait l'usage de ces produits et laisse faire celui qui l'ignore. Pourquoi, direz-vous? Parce que cette loi auguste, et déraisonnable à force d'être auguste, est du siècle dernier et n'a jamais été non pas révisée, mais relue ; c'est qu'elle date des Jurandes et Maîtrises, et qu'on la garde religieusement, paraît-il, comme ces vieilles rues du vieux Paris (la rue du Four-Saint-Germain entre autres) que l'on a conservé pour faire apprécier et admirer aux Parisiens les commodités du Paris moderne.

Oh ! si, comme conséquence de cet examen, la loi accordait au Pharmacien le droit exclusif de vendre tous les produits pouvant nuire, si justifiant son titre en anglais *chemist*, elle en faisait le fabricant, le détenteur, le négociant de tous les produits à la fabrication desquels la tête concourt plus que la main, on comprendrait cette sévérité; mais telle qu'elle est la loi se résume ainsi : le droit de vendre des poisons, par tout le monde, excepté par ceux qui ont passé dix ans de leur vie à les étudier.

Enfermé en ces limites étroites, étouffé sous cette écrasante législation, la Pharmacie n'a pu croître et se développer; limitée à quelques produits, elle a vu l'épicier, le marchand de couleurs, le fabricant de produits chimiques, le parfumeur, ses concurrents, se développer, abaisser leur prix et s'enrichir, pendant qu'elle végétait tristement, réduite à des éléments insuffisants et obligé de maintenir des tarifs exorbitants pour vivre. Tout ce que le malade peut trouver ailleurs, il le prend, il ne vient là que par force ; l'herboriste lui vend la tisane, l'épicier les bains, le parfumeur les cosmétiques, etc... et s'il arrive jusqu'à l'officine, il en sort toujours mécontent d'avoir payé si cher de si petits pots. Malheureux qui ne sait pas que l'homme qui remplit ces petits pots-là a sacrifié la moitié de sa vie à étudier les sévères règles de la science, et que s'il fait ainsi, c'est que le règlement lui fixe des limites étroites et qu'il doit vendre cher, vendant peu, sous peine de succomber sous le faix.

Il est de notoriété certaine que sauf un petit nombre de Pharmaciens de Paris, pas un ne pourrait trouver de ressources suffisantes dans sa profession s'il n'y ajoutait quelques spécialités médicamenteuses ou quelque autre accessoire de la sorte.

Or, ces règlements d'un autre âge sont arrivés à décrépitude, ils ne doivent pas aller bien loin encore, et la discussion s'y met avec cette vigueur qui est l'indice d'une lutte suprême. La liberté commerciale étendue aux professions les plus inhérentes à la vie de tous les jours, la boulangerie, la boucherie, etc..., cette liberté commerciale ne peut manquer de rayonner bientôt sur le front découragé des Pharmaciens. La loi leur donnera le droit de vivre comme tous les autres hommes et de faire commerce, sous la garantie de leur diplôme, à leurs risques et périls, ou bien elle retirera à d'autres professions des débits auxquels leur ignorance les rend impropres.

Nous voulons inaugurer par anticipation cette ère de liberté en rompant avec les anciennes pratiques.

Venus dans un quartier nouveau et non encore entièrement peuplé, où exercent plusieurs confrères dignement connus et achalandés, nous ne tenterons pas de leur disputer une clientèle acquise. Nous voulons justifier pleinement et largement notre titre : notre maison est et sera toujours un dépôt central des spécialités pharmaceutiques, eaux minérales, produits chimiques, etc... Seulement nous sommes organisés de manière à fournir tout ce qui sortira de notre maison dans des conditions expresses de pureté et de bonne fabrication.

Quant aux spécialités pharmaceutiques, objet principal de nos affaires, nous ne chercherons point, comme beaucoup de Pharmaciens que leur vogue blesse et lèse dans leurs intérêts, à les contrefaire ou à les dénigrer. Ces préparations ont pour elles, toutes, des qualités spéciales qui tiennent à leur origine.

On a beau prétendre que la Revalescière est faite avec telle ou telle substance, on ne refait pas la Revalescière. L'Eau des Carmes de Boyer a des qualités essentielles que nul contrefacteur n'a jamais pu acquérir et qui expliquent et justifient sa vogue inouïe après tant de luttes et de contrefaçons.

Nous ne tenterons pas cette entreprise insensée de faire revenir les gens du monde comme les Médecins sur les qualités de tel ou tel produit spécial. Certes, toutes ces créations ont avec elle un caractère fâcheux, le prix souvent exorbitant auquel l'inventeur les livre au commerce; mais, n'est-ce pas le propre de toutes les inventions sujettes à brevet, et d'autres que nous ne sont-ils pas obligés de se soumettre à cette coutume désobligeante de vendre le nouveau très-cher.

Eh bien! nous tenterons de remplacer le gros profit par l'abondant profit, et voici pour y atteindre, le moyen que nous emploierons. Nous allons l'exposer franchement et simplement, car sur ce point le public est si souvent trompé qu'il ne faut plus se contenter de lui affirmer que l'on vend moins cher, il faut le lui prouver, et nous espérons y parvenir.

La Pharmacie ordinaire donne le plus généralement des bénéfices suffisants, même au prix du tarif, pour que l'on puisse faire, sans grande concession, un rabais notable sur les prix des prescriptions magistrales, et dans ces cas, quoi qu'on fasse, il est impossible de contrôler de suite la sincérité de la réduction; là d'ailleurs il y a pour les esprits sensés un écueil assez sérieux pour que beaucoup de malades s'éloignent des pharmacies à prix réduits : c'est la crainte de voir sacrifier à la question de prix la question capitale de préparation. Comme en ces matières le client ne peut juger de la bonne fabrication du produit, il peut craindre que l'abaissement de prix soit un excitant à choisir des éléments de 2e ordre, et il préfère aller là où il paye plus cher, mais là où on a su lui inspirer confiance, et en somme il a raison.

Mais il est certains produits de pharmacie dont la préparation est uniforme, dont le goût est appréciable, qui ne peuvent être modifiés en leur composition et dont le prix est fixé d'une manière tout à fait immuable: ce sont les spécialités.

Or, comme ces produits, nous l'avons dit, sont livrés au

commerce à un prix très-élevé, peu de Pharmaciens, de ceux-mêmes qui livrent les prescriptions non-spéciales à prix réduits, ont songé à étendre jusqu'aux spécialités une réduction équivalente.

Pas une officine à Paris ne fait de rabais sur les spécialités, et cela se comprend. Puisque nous voulons faire saisir dans ses ressorts intimes le but et les moyens de notre entreprise, il faut une extrême franchise avec le juge que nous avons choisi, le public, et nous allons expliquer sans ambages le mécanisme de notre tentative.

La remise faite au commerce par les spécialistes, varie de 15 à 30 p. 100. En faisant nous-mêmes sur ces articles pour la vente au détail, une remise uniforme de 15 p. 100, il est facile de comprendre que quelquefois nous vendons sans profit aucun, et toujours avec un profit peu en accord avec les habitudes de la profession.

Où donc est le résultat, nous demandera-t-on? Il est palpable : nous voulons inspirer au public la conviction fondée que ce rabais de 15 p.100 porte sur tout ce qui sort de notre maison; nous ne pouvons pour atteindre ce but mieux faire que de l'attribuer à des produits bien connus, immuables dans leur composition et dans leur forme, portant les caractères d'origine, la signature des auteurs et cependant livrés à meilleur compte que chez les inventeurs eux-mêmes.

Puis ce qui tue le commerce de la pharmacie, avons-nous dit, c'est le petit débit. N'est-il pas évident que pour notre entrepôt de spécialités pharmaceutiques, qui obtient une vogue chaque jour plus grande, les bénéfices ordinaires de tous les autres commerces deviendront une rémunération suffisante.

Puis notre idée a eu pour elle tous les auteurs ou inventeurs de spécialités; en voyant la franchise de nos allures, en constatant que loin de dénigrer ou de contrefaire leurs œuvres, nous voulions asseoir sur des bases commerciales honnêtes et dignes le débit des spécialités pharmaceutiques, presque tous ont élargi pour nous les conditions habituelles de la vente en gros et nous permettent de conserver à tout jamais et avec des résultats suffisants cette remise insolite de 15 p. 100.

En somme nous voulons prouver aux personnes étrangères à ce commerce tout spécial, que nous faisons bien réellement un rabais de 15 p. 100, et pour cela nous faisons porter ce rabais sur des produits où le bénéfice qui nous reste est quelquefois à absolument nul, mais où la constatation de la différence de prix se fait immédiatement et sans erreur possible de la part de l'acheteur.

Or, quelle est au vrai la valeur de ces spécialités qui tendent de plus en plus à se substituer aux prescriptions magistrales et dont la glorification pompeuse fait toute la littérature de la quatrième page des grands journaux ; que valent tous ces produits et d'où vient la vogue indéniable qui les a presque toutes accueillis ?

Nous allons le dire et pour être clair nous les diviserons en deux classes :

Les spécialités utiles et convaincues ;

Les spécialités inutiles ou imitées.

Spécialités utiles. — Après bien des luttes et une résistance qu'on retrouve toujours dans la science officielle dès qu'il s'agit des nouveautés les plus sérieuses, tous les praticiens ont dû s'incliner et accepter la valeur absolue de certaines préparations spéciales. On a résisté longtemps parce qu'il semblait impossible que l'agent prescrit put avoir des qualités absolument différentes selon le mode de préparation ; on a résisté, parce que les abus naissant de suite à côté de la chose saine et utile en ont éloigné les honnêtes esprits, parce que le praticien égaré au milieu de réclames sans nombre, quelques-unes audacieusement mensongères, a confondu dans sa répulsion la spécialité honnête qui rend souvent d'inestimables services, et la spécialité de contrebande qui n'en rend pas. Puis à la réflexion on a établi des différences, et aujourd'hui il n'est pas un praticien qui n'ordonne peu ou prou quelque spécialité. Le public d'abord les y oblige : tous les jours de lui-même il a recours à tel ou tel agent, et dès que le succès a couronné ses efforts, il s'y attache et le propage avec ce zèle de propagande qu'il apporte lorsque sa conviction a les faits pour base. Réagir contre cette tendance est impossible, et sous peine de montrer une animadversion sans fondement, le praticien est obligé de suivre ce courant et d'accepter des spécialités que ses succès patents ont consacré utile. Et il en doit être ainsi ; certes le champ des inventions et des découvertes n'est pas plus étroit dans notre science que dans toutes les autres. Autant qu'ailleurs il y a parmi nous des esprits chercheurs, des natures heureusement douées pour les applications nouvelles. Pourquoi empêcher ou rendre infructueux leurs efforts? Tel produit dans leur main prend telle forme, tel caractère, et la spécialité est créée; faut-il refuser le secours que ses recherches nous apportent, faut-il le nier? mais ce serait folie.

Telle préparation ferrugineuse, le fer réduit ordinaire par exemple, est souvent mal absorbé, intoléré : le fer Quévenne, qui est aussi du fer réduit, est toujours admirablement supporté, faut-il proscrire le fer préparé par ce savant utile, parce qu'il est spécialité? c'est impossible.

De ce que certaines préparations de fer sont quelquefois efficaces dans les hémorrhagies, en est-il moins vrai que la liqueur de Mars de Duchateau est le médicament antihémorrhagique par excellence et que tous les praticiens y ont recours après avoir épuisé tous les autres agents.

Il est indubitable que certains médicaments même, ont des qualités essentiellement différentes, selon qu'ils sont sous telle ou telle forme. Ainsi, une écorce à peu près inconnue en France, a en Angleterre une valeur énorme, parce que les praticiens ont pu l'expérimenter sous des formes différentes, c'est l'écorce de Bebeeru d'où les Anglais extraient la Bébéerine et avec laquelle quelques praticiens éminents nous ont demandé de préparer le vin de Bebeeru. Ce vin est un tonique de premier ordre, il remplace les vins de Quinquina si souvent insuffisants. Faut-il le réprouver parce qu'il n'est pas banal? mais avant de l'être il restera 10 à 20 ans à l'état de spécialité tout comme le Quinquina à son origine, et après ce temps, tous les praticiens qui aujourd'hui le repoussent ou ignorent sa valeur, le prescriront exclusivement. Ceux qui précèdent le jugementde l'avenir ne font-ils pas œuvre salutaire et ne faut-il pas les encourager.

Ce que nous disons de la nature même des médicaments, s'applique bien plus encore à leur forme.

Ainsi, l'Ether est mal accepté par les malades, le docteur Clertan en l'englobant dans une perle agréable à l'œil et insipide, le rend aussi absorbable qu'un bonbon. Faut-il devant ce progrès condamner le malade aux formes déplaisantes du temps passé? Non certes.

De même une foule de médicaments qu'on préparait sous forme de pilules, sont aujourd'hui livrés sous forme de dragées, graines, granules. Le bénéfice de ces formes est notable. Les pilules, en effet, fraîches, devaient à leur excipient le plus souvent des saveurs spéciales donnant lieu à certaines difficultés pour les accepter et à des gaz nauséabonds une fois avalées. Vieilles, elles forment un tout tellement compact et peu digestible, qu'elles parcourent le tube intestinal comme des billes de bois ou de métal, et sont rejetées tels qu'on les absorbe ; de sorte que les médicaments les plus solubles sont rendus insolubles et inactifs par la préparation maladroite qu'on leur fait subir.

Les dragées, les graines, les granules, renferment le principe actif sous l'enveloppe d'une pellicule de sucre ou d'autre substance fort soluble qui l'empêche de s'altérer et ne l'empêche pas de fondre dans l'estomac ; le résultat est donc doublement préférable, et tous les praticiens ont reconnu la supériorité de ces agents, comme la plus grande facilité à les faire accepter par les malades.

Une innovation d'une importance bien plus grande a été réalisée par notre officine ; nous voulons parler des sucres médicamenteux, sur lesquels ils ne nous paraît pas hors de propos de nous étendre ici.

Jusqu'à notre temps, les drogues nous ont été administrées sous une forme telle que ce mot est devenu synonyme de chose repoussante, nauséabonde. Il semble, à voir toute la pharmacopée usitée jusqu'à nos jours, qu'on se soit à plaisir attaché à rendre détestable les agents de notre santé, et nous avons souvent entendu des praticiens déplorer ce fait, lui imputant l'inefficacité de leurs soins dans un grand nombre de cas. Un écueil de la médecine, en effet, ce n'est pas de connaître la maladie, ni le traitement qu'elle réclame, mais de forcer le malade à prendre ce traitement une fois prescrit. Dans une foule de cas graves quoique lents dans leurs manifestations, un grand nombre refusent de prendre les médicaments, et rien, pas même la certitude du péril ne peut les décider à surmonter leur dégout. Les uns renoncent à vaincre cette difficulté, rendant ainsi de pauvres malades responsables d'une résistance qui s'impose à eux-mêmes ; mais quelques praticiens ont cherché des formes plus attrayantes, moins rebutantes, et c'est sous l'inspiration de cette idée que les spécialités étudiées plus haut, ont été trouvées.

Nous avons fait mieux, nous avons résolu le problème de donner aux agents les plus usités une forme, une saveur qui le rapproche plus de la confiserie que de la pharmacie. Nous avons avec les principes les plus utiles fait les sucres médicamenteux, qui sont en Pharmacie les analogues de ces sucres rafraîchissants pour soirées, sucres avec lesquels on prépare dans le grand monde le verre d'eau sucrée et aromatisée. Avec nos sucres on peut préparer, séance tenante, des verres d'eau médicamenteuse. Avec le sucre ferrugineux pris à la dose de une ou deux cuillerées à café par jour, dans un peu d'eau, on a un ferrugineux très-actif, étant à l'état de pureté absolu, très-soluble, puisqu'il est dilué avant d'être ingéré dans l'estomac, très-facile à conserver, et par-dessus tout, fort agréable. Le succès des préparations de fer tient à ce point à leur forme, que des malades, par milliers, qui ont épuisé toute la série des ferrugineux, qui n'en peuvent plus prendre d'aucune espèce sans douleur d'estomac, ont été rapidement guéri par cet agent, d'appauvrissement de sang, de faiblesse, etc..., en un mot de tous les cas pathologiques qui réclament le fer.

Notre sucre purgatif a rendu la purgation, cet acte si désagréable toujours, aussi facile que simple. Avec une cuillerée à café pour les enfants, une cuillerée à bouche le matin pour une grande personne, on a un effet laxatif suffisant. La base de ce sucre étant un laxatif doux et non pas un de ces dastiques irritants qui entrent dans toutes les pilules ou autres formes médicamenteuses, malheureusement tant usitées, il produit ses effets sans échauffement ultérieur; il entretient la *liberté du ventre, régularise les fonctions intestinales* sans irriter la muqueuse, et faire succéder au mal un mal plus grand. Le mode d'administration est naïf, on fait prendre dans un peu d'eau la quantité voulue de ce sucre et c'est tout.

En définitive donc, soit pour la qualité reconnue de l'élément qui la constitue, soit pour les avantages incontestables de la forme, les spécialités honnêtes, scientifiques sont utiles, et il est bien de les propager, en en abaissant toutefois le prix. Quant à celles que nous qualifions d'inutiles ou de malsaines, il faut les repousser, et c'est ce que nous avons fait, les réclames les plus pompeuses ne pouvant prévaloir contre les faits : que M. Josse vante son orfévrerie, il ne fera pas que du doublé devienne or fin, et le public qu'on peint si naïf ne se laisse pas prendre comme on le suppose à ces affirmations sans base, à cet étalage menteur de la 4e page d'un grand journal. Il lit cela quelquefois, mais il n'accepte que lorsque un fait certain connu de lui, a démontré la réelle efficacité du produit.

Nous avons éliminé de notre entrepôt toutes les spécialités qui ne portent pas avec elle le cachet de l'utlie et de l'honnête, toutes celles qui ne sont que des contrefaçons dégénérées ; mais nous tiendrons toujours notre maison ouverte à celles qui dans l'avenir nous seront présentées avec des garanties suffisantes de qualité et d'utilité. Tous les auteurs et inventeurs peuvent nous en confier la propagation et la vente, nous y apporterons, une fois notre conviction faite, le même zèle et le même désintéressement que pour celles que le temps a consacré, et nous ne mettrons à cela qu'une condition indispensable à la conservation de notre clientèle, c'est que nous pourrons toujours maintenir ce rabais de 15 p. 100, base et soutien de notre entreprise.

Afin de montrer par des chiffres les bénéfices que notre maison offre à l'acheteur, nous allons donner ici une liste sommaire de divers produits. Nous ne pouvons faire figurer toutes celles que nous avons en magasin, mais il est entendu que les malades trouveront chez nous toutes spécialités qu'ils pourront désirer et avec la même réduction. Nous n'avons pas besoin de répéter que ces médicaments portent les cachets et signatures d'origine, que ce sont exactement les mêmes qu'on trouve chez les auteurs et que notre maison n'est que l'entrepôt de ces diverses préparations, fondée et instituée avec leur coopération morale et pour quelques-uns avec leur concours.

Certes le bénéfice obtenu sur chaque article est minime, mais combien de malades achètent jusqu'à quarante, cinquante fois le même produit, combien demeurant dans notre voisinage vont bien loin, dépensant temps et argent, chercher ces médicaments chez leur inventeur pour être sûr de leur identité : additionnez tout cela et vous verrez que leur offrir à leur porte les mêmes produits avec 15 p. 100 de rabais, c'est rendre service à tous, et vous penserez que notre entreprise porte avec elle la garantie du succès, le profit certain pour l'acheteur et l'entière certitude de l'identité du produit.

J. B.

		PRIX réduit de 15 0/0	PRIX marqué.
		fr. c.	fr. c.
1 boite	**Pastilles** de charbon de Belloc..............	1 30	1 50
Id.	Id. de lactate de fer Gelis et Conté......	3 40	4 »
1/2 boite....	Id. id. id.	1 70	2 »
1 boite.....	Id. de Vichy (Etablissement)...........	1 70	2 »
1/2 boite ...	Id. id. id.	» 85	1 »
1 boite.....	**Pâte** d'Aubergier........................	1 30	1 50
Id.	Id. de Berthé	1 35	1 60
Id.	Id. de Georgé...........................	1 30	1 50
Id.	Id. de Nafé..................	1 10	1 25
Id.	Id. de Regnault.........................	1 30	1 50
1 flacon....	**Perles** d'essence de térébenthine de Clertan..	1 70	2 »
Id.	Id. d'éther id. id. .	2 10	2 50
Id.	**Phosphate** de fer soluble de Leras...	1 70	2 »
Id.	**Pilules** antigoutteuses de Lartigue..........	8 50	10 »
Id.	Id. id. de Laville	8 50	10 »
1 boite.....	Id. antinévralgiques de Cronier.........	2 55	3 »
1 flacon	Id. de carbonate de fer de Blaud.	4 25	5 »
1/2 flacon...	Id. id. id.	2 55	3 »
1 flacon	Id. id. de Vallet.......	2 55	3 »
Id	Id. d'iodure de fer de Blancard...... ..	3 40	4 »
1 boite.....	Id. de Morisson	3 40	4 »
1/2 boite ...	Id. id.	1 70	2 »
1 flacon	Id. de pepsine et fer réduit de Hogg... ..	3 40	4 »
Id.	Id. id. et iodure de fer de Hogg...	3 40	4 »
1 boite.....	Id. purgatives de Dehaut.............	4 25	5 »
1/2 boite ...	Id. id.	2 10	2 50
1 flacon	**Poudre** purgative de Rogé.............	1 70	2 »
1 boite	**Revalescière** du Barry..................	5 95	7 »
1 flacon	**Quinquina** Laroche	4 25	5 »
1 bouteille..	**Rob** Boyveau-Laffecteur	12 75	15 »
1/2 bouteille	Id. id.	6 40	7 50
1 boite	**Sinapismes** de Rigollot	1 40	1 60
1 flacon	**Sirop** d'Aubergier......................	2 55	3 »
1 flacon	Id. de Berthé à la codéine..............	2 55	3 »
Id.	Id. de dentition de Delabarre	3 »	3 50
1 bouteille..	Id. de digitale de Labélonye...........	4 25	5 »
1 flacon	Id. d'écorces d'oranges amères de Laroze...	2 55	3 »
Id.	Id. id. ioduré de Laroze...	3 85	4 50
Id.	Id. de Flon...............................	2 10	2 50
Id.	Id. id.	1 90	2 25
Id.	Id. de Nafé...............................	1 70	2 »
1 boite.....	**Sucre** ferrugineux..........................	2 55	3 »
Id.	Id. purgatif.............................	2 55	3 »
Id.	**Vin** de Bebeeru............................	6 80	8 »
Id.	Id. antigoutteux d'Anduran.............	8 50	10 »
Id.	Id. Bugeaud..............................	3 40	4 »
1 flacon....	Id. de quinium de Labarraque	5 10	6 »

RÉDUCTION DÉPASSANT 15 POUR CENT

Sur les prix habituels d'après le Tarif.

	PRIX DE notre maison fr c.	PRIX du Tarif. fr. c
Alcool camphré et vulnéraire............ les 30 grammes	» 25	» 40
Id. id. .... la 1/2 bouteille	2 »	2 50
Baume Opodeldoch .... le flacon......	1 25	2 »
Id. id. .... le 1/2 flacon...	» 75	1 »
Biscuit purgatif à la résine de scammonée purifiée........	» 50	1 »
Camphre en morceaux... .... les 30 grammes	» 25	» 35
Id. en poudre.............. .... Id.	» 30	» 40
Chocolat purgatif a la magnésie.....................	1 »	1 50
Col cream anglais ... . les 30 grammes	» 30	» 40
Cubèbe en poudre..................... Id.	» 40	» 50
Dragées d'iodure de fer inaltérables, le flacon de 60 dragées	1 50	3 »
Id. id. de potassium.... id. id.	1 50	3 »
Id. de lactate de fer........ id. id.	1 25	3 »
Eau de Botot, qualité première......... le litre.........	5 »	8 »
Eau de la Comète (contre la chute des cheveux) le 1/2 flacon	8 50	10 »
Eau de Cologne rectifiée............... le litre..... ...	3 »	6 »
Eau de Mélisse...... .... la 1/2 bouteille.	2 »	5 »
Eau de Mélisse................. ..... le flacon ordinaire	» 60	1 »
Eau sédative (le litre verre non compris)................	» 50	» 75
Eau de Sedlitz	» 75	1 »
Glycérine anglaise......-............ les 30 grammes	» 30	» 50
Grains de santé formule du docteur Franck, la boite de 100 gr.	1 25	2 »
Granules de digitaline, formule de Homolle, flacon de 60 gr.	1 50	3 »
Huile d'amandes douces.............. les 30 grammes	» 30	» 40
Id. de camomille .... Id.	» 25	» 40
Id. camphrée.................... Id.	» 25	» 40
Id. de foie de morue blanche......... 1/2 bouteille..	1 75	2 50
Id. id. blonde .... Id. ...	1 50	2 »
Id. id. brune......... Id. ...	1 25	1 50
Id. id. id. .... les 30 grammes	» 25	» 30
Injection, formule Ricord..........................	1 50	2 50
Iodure de potassium............... les 30 grammes	1 50	3 »
Limonade purgative au citrate de magnésie...........	1 25	2 »
Magnésie anglaise calcinée............. le flacon.......	» 75	1 50
Pastilles de Menthe................... les 125 grammes	1 »	1 50
Id. id. .... les 30 grammes	» 30	» 40
Id. de Tolu, de Vichy........... les 125 grammes	» 60	1 »
Id. id. .... les 30 grammes	» 20	30
Pâte de guimauve .... les 125 grammes	» 60	1 »
Id. id les 30 grammes	« 20	» 30
Id. de jujubes, Lichen, réglisse ..... les 125 grammes	» 50	1 »
Id. id. .... les 30 grammes	» 15	» 25
Id. pectorale.'.......... la boîte	» 75	1 50
Pilules formule Vallet .... le flacon de 60 pilules	1 25	3 »
Pommade camphrée. .... les 30 grammes	» 25	» 30
Id. concombre et Rosat ...... les 30 grammes	» 30	» 40
Quinquina gris, 60 gr. pour faire soi-même un litre de vin	» 75	1 »

		PRIX DE notre maison	PRIX du Tarif.
		fr. c.	fr. c.
Salsepareille	les 125 grammes	1 »	1 50
Id.	les 30 grammes	» 30	» 40
Sirop anti-scorbutique	1/2 bouteille. . .	1 50	2 »
Id. au baume de tolu	Id. . . .	1 75	2 50
Id. cuisinier	Id. . . .	2 »	2 50
Id. des Essarts	Id. . . .	1 75	2 25
Id. gomme.	Id. . . .	1 25	1 50
Id. pectoral incisif.	Id. . . .	1 75	3 »
Id. de quinquina.	Id. . . .	1 75	3 »
Sirops divers.	Id. . . .	1 25	1 50
Id. salsepareille simple	Id. . .	1 50	2 »
Vin aromatique.	1/2 bouteille . .	1 »	1 50
Id.	30 grammes. . .	» 15	» 30
Vin de quinquina au bordeaux.	le litre	3 50	5 »
Id. id.	la bouteille . . .	2 50	4 »
Id. id. au malaga .	la bouteille . . .	4 50	6 »
Id. id. id. .	la 1/2 bouteille .	2 25	3 »
Vin de Malaga au quinquina et cacao. . .	le flacon.	2 50	4 »
Id. id. ferrugineux	la bouteille . . .	5 »	7 »
Id. id. id.	la 1/2 bouteille.	3 »	4 »
Teinture de quinquina. . . . le flacon pour un litre de vin		1 »	1 50

Pour toute commande au-dessus de 50 francs, on expédie en province (avec remise), franco *de port et d'emballage.*

PRODUITS SPÉCIALEMENT RECOMMANDÉS

POUR LES PRIX VOIR AUX TABLEAUX PRÉCÉDENTS

Vin de Bebeeru.

Nous avons dit, au cours de cette brochure, tout l'usage que l'on fait, en Angleterre, de cette plante presque inconnue en France. Nous n'ajouterons qu'un mot à l'adresse de ceux-là, et ils sont nombreux, qui ont sans succès absorbé des douzaines de bouteilles de vin de quinquina : essayez une seule bouteille de ce vin de Bebeeru, et vous verrez que la pharmacopée anglaise a vraiment du bon et que nous avons tort de ne vanter que ce qui vient de nous.

Élixir au citrate de fer.

Cette préparation a résolu le difficile problème de rendre agréable un sel soluble de fer. L'astringence de presque tous les ferrugineux est un écueil à leur absorption. Cet élixir est, grâce à sa saveur, facilement toléré, et il est devenu, le ferrugineux des cas où toutes les préparations de fer ont échoué.

Liqueur de Marrube.

Ce liquide, composé de quintessences d'espèces amères, est le compagnon obligé de l'élixir au citrate de fer. Et ces deux agents réunis sont la médication héroïque de tous les cas où le sang est appauvri : chlorose, anémie, convalescence, pâles couleurs, écoulements divers, état lymphatique, etc., en un mot de tous les états qui se peuvent caractériser par ce mot : faiblesse.

Mixture végétale.

Le besoin de remplacer, dans tous les cas où les dépuratifs sont indiqués, les éléments minéraux si dangereux dans leurs suites, si funestes pour la constitution par des végétaux anodins, a conduit à la création de ce produit qui, quoique composé d'éléments végétaux, est un dépuratif aussi sûr que les préparations de mercure, d'arsenic, etc.

Liqueur de Mars.

La *Liqueur de Mars* est loin d'être *un remède à tous maux*. C'est le spécifique des *hémorrhagies* et des *appauvrissements du sang*.

La nature de ses effets est telle, qu'une seule expérience est décisive ; les hémorrhagies sont en effet des accidents dont l'arrêt immédiat est appréciable par tout le monde, et aucun agent médicamenteux ne se prête mieux au contrôle public que celui qui est destiné à les combattre.

Des états pathologiques différents, mais reconnaissant une même cause, ayant une communauté d'origine, se guérissent manifestement par les mêmes agents thérapeutiques. Or, dans les hémorrhagies quelle est l'action de la *Liqueur de Mars?* Elle donne au sang de la tonicité, de la consistance en quelque sorte, qui l'empêche d'exsuder à travers les parois de ses vaisseaux aussi facilement qu'il le fait quand il devient trop fluide. Or, l'appauvrissement du sang, quel que soit son nom, est justement cette fluidité extrême du sang dépourvu de globules. La *Liqueur de Mars* est le plus puissant réparateur du sang qu'il ait été donné à un praticien d'expérimenter.

Mais ce n'est pas tout, le sang est le vivificateur de l'économie ; pénétrant partout, imprégnant tous les organes, il leur porte, suivant son état, la vie ou la mort. Si le sang est riche, toutes les fonctions s'accomplissent avec facilité et régularité. Si le sang s'appauvrit, tous les organes languissent, toutes les fonctions souffrent, l'être s'étiole et meurt ; c'est pour cela que l'appauvrissement du sang se manifeste de cent façons diverses.

Protée insaisissable, l'appauvrissement du sang n'a point de caractère spécial, toutes les maladies, toutes les lésions forment son escorte et sont ses manifestations.

Troubles nerveux, digestifs, circulatoires, mensuels, flux, catarrhes, diathèses, lymphangisme, consomptions diverses, phthisie, convalescence, pertes de toutes sortes, affections chroniques sont du domaine de la *Liqueur de Mars*.

Est-ce à dire qu'elle est le remède universel, qu'à l'exemple de certains médicaments elle combat les migraines et le cancer, la chute des cheveux et le mal de dents, les cors aux pieds et les fractures des os ? Non, assurément ! La *Liqueur de Mars* est le spécifique de deux états morbides seulement : l'*hémorrhagie* et l'*appauvrissement du sang*, et toutes les affections que nous venons d'esquisser rapidement ne sont que des variétés de siége ou de forme de ces deux états dont la *Liqueur de Mars* est le remède souverain.

Parfumerie spéciale de Vichy.

Les bienfaits obtenus par la médication alcaline, et notamment par l'usage de l'eau de Vichy dans une foule de cas pathologiques, ont conduit des chimistes à rechercher si le sel bienfaisant qui lui donne ses qualités merveilleuses ne pourrait pas être utilisé en hygiène. Il est naturel de chercher, en effet, à appliquer à l'usage journalier, aux soins de toilette, à l'entretien des tissus un élément si parfaitement capable de les réparer quand la maladie les a altérés. Cette idée a été de suite, comme tout ce qui est rationnel, mise en pratique, et la parfumerie de Vichy est née. Comme c'est la seule qui soit hygiénique, la seule que la science sérieuse ne puisse désavouer, c'est aussi la seule que nous ayons accueillie dans notre dépôt ; elle comprend tous les engins de toilette : savon, poudre dentifrice, eau, vinaigre, pommade, etc.

Paris. — Imp. Émile Voitelain et Ce, rue J.-J. Rousseau, 15.

www.ingramcontent.com/pod-product-compliance
Lightning Source LLC
LaVergne TN
LVHW052043160826
845678LV00003B/1500

* 9 7 8 2 3 2 9 6 3 2 2 1 6 *